Libro d
freidora de aire para principiantes

Recetas increíblemente deliciosas e infalibles para su freidora de aire

Lorie Hamilton

ÍNDICE DE CONTENIDOS

INTRODUCCIÓN

La Air Fryer no es un mago. Sí, proporciona constantemente alimentos equilibrados y crujientes sin aceite, pero todo se debe a la ciencia y la tecnología. Para empezar, ¡familiarícese con los fundamentos de una Air Fryer! Te sirve comida frita y crujiente, pero no la fríe directamente, sino que la cocina utilizando un sistema de calentamiento diferente. Hay que tener en cuenta que en la actualidad existe una gran variedad de modelos de freidoras de aire, cada una con su propio tamaño y ajustes de control según el fabricante. En esta sección veremos algunas pautas generales para ayudarle a utilizar todos los tipos de freidoras de aire con facilidad y comodidad.

¿Sabe lo que es un horno de convección de sobremesa o si ha utilizado alguna vez uno? Una freidora de aire, en cambio, funciona de manera similar, con la excepción de que tiene un mecanismo de convección más eficiente que sopla aire caliente a través de los alimentos a una velocidad mucho mayor. Está creada de forma que los alimentos pueden colocarse en una cámara sellada directamente debajo del ventilador, cerca de la unidad de calentamiento superior. Cada freidora de aire está formada por los principales componentes que se enumeran a continuación, que trabajan juntos para hacer posible la fritura de aire.

Función operativa

Botón del temporizador: Al utilizar algunos de los modos de cocción, puede ajustar la configuración del tiempo según las necesidades de su receta. Debe pulsar el botón del temporizador y ajustar la configuración del temporizador girando el mando de control. También puede cambiar los ajustes de tiempo en cualquier momento durante el ciclo de cocción.

Botón de temperatura: Al utilizar algunos de los modos de cocción, puede ajustar la temperatura según las necesidades de su receta. Debe pulsar el botón de temperatura y ajustar la temperatura deseada girando el mando de control.

Temporizador de retardo: Puede utilizar esta función para retrasar el inicio del proceso de cocción según su horario. Permite iniciar el programa de cocción deseado según la configuración del tiempo de retardo.

Botón de inicio: Este botón se utiliza para iniciar el proceso de cocción del deseo.

Botón de cancelación: Con este botón se puede cancelar o detener el ciclo de cocción en curso.

Mantener caliente: Esta función se utiliza para mantener la comida caliente hasta que se sirva. Para utilizar esta función, seleccione los ajustes de tiempo deseados girando el mando de control.

DESAYUNO

1. Hash de pollo

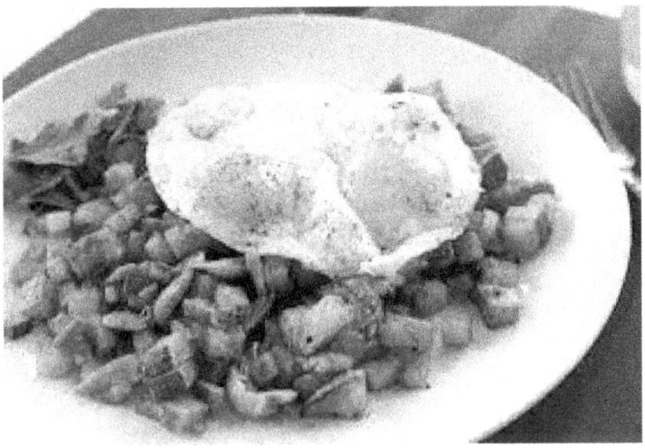

Tiempo de preparación: 5 minutos

Tiempo de cocción: 20 minutos

Porciones: 3

Ingredientes:

- 1 cucharada de agua
- 1 pimiento verde
- ½ Cebolla
- Onzas Coliflor
- Filete de pollo, 7 onzas
- 1 cucharada de nata
- Cucharada de mantequilla
- Pimienta negra al gusto

Direcciones:

1. Empieza por picar la coliflor antes de ponerla en la batidora. Licúa hasta que obtengas un arroz de coliflor.
2. Corta el pollo en trozos pequeños y saca los filetes de pollo. Espolvorear con pimienta negra.
3. Caliente su freidora a 380, y ponga el pollo en la cesta de la freidora. Añada el agua y la nata, y cocine durante seis minutos.
4. Reduzca el fuego a 360, y luego corte el pimiento verde y la cebolla en dados.
5. Añade esto al arroz de coliflor y luego añade la mantequilla. Mézclelo bien y añádalo al pollo. Cocine durante ocho minutos
6. Servir caliente.

Nutrición: Calorías 261 Proteínas 21 g Grasas 16,8 g Carbohidratos 4,4 g

2. Copas de huevo con proteínas

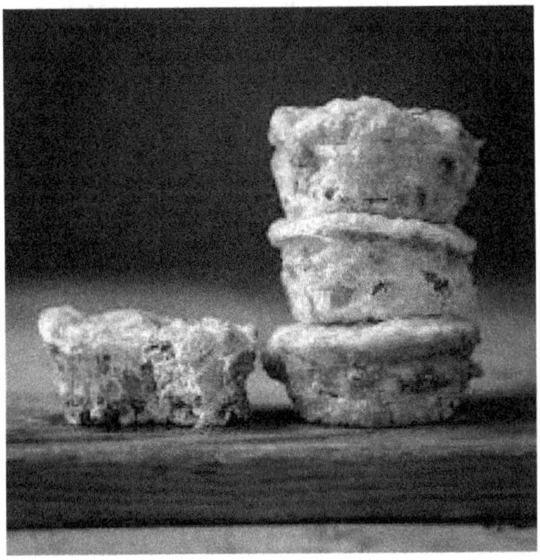

Tiempo de preparación: 10 minutos

Tiempo de cocción: 9 minutos

Raciones: 2

Ingredientes:

- 3 huevos ligeramente batidos
- 4 rodajas de tomate
- 4 cucharaditas de queso cheddar rallado
- 2 rebanadas de tocino, cocidas y desmenuzadas
- Pimienta
- Sal

Direcciones:

Rocíe los moldes de silicona para muffins con spray para cocinar.

En un bol pequeño, bata el huevo con la pimienta y la sal.

Precalienta la freidora a 350 F. Vierte los huevos en los moldes de silicona para muffins. Reparte el queso y el bacon en los moldes. Cubra cada uno con una rodaja de tomate y colóquelo en la cesta de la freidora. Cocine durante 9 minutos. Sirva y disfrute.

Nutrición: Calorías 67 Grasas 4 g Hidratos de carbono 1 g Azúcar 0,7 g Proteínas 5,1 g Colesterol 125 mg

3. Tortitas de calabaza

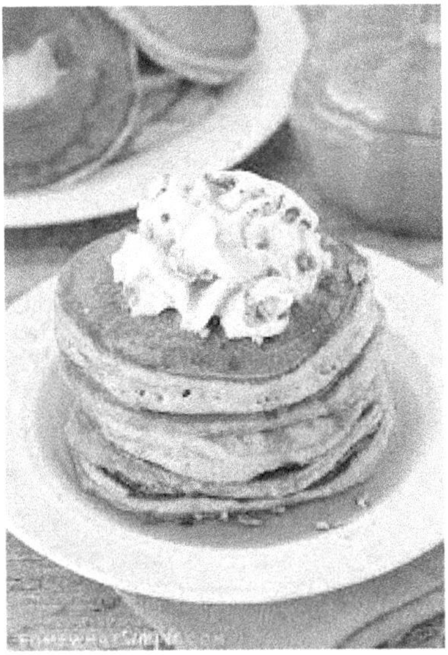

Tiempo de preparación: 15 minutos

Tiempo de cocción: 12 minutos

Raciones: 2

Ingredientes:

- 1 cuadrado de hojaldre
- 3 cucharadas de relleno de calabaza
- 1 huevo pequeño, batido

Direcciones:

1. Extienda un cuadrado de hojaldre y póngale una capa de relleno de pastel de calabaza, dejando un espacio de ¼ de pulgada alrededor de los bordes. Córtalo en 8 trozos cuadrados del mismo tamaño y cubre los bordes con huevo batido.

2. Pulse el "Botón de encendido" del horno Air Fry y gire el dial para seleccionar el modo "Air Fry". Pulse el botón "Time" y gire de nuevo el dial para ajustar el tiempo de cocción a 12 minutos. Ahora pulse el botón "Temp" y gire el dial para ajustar la temperatura a 355 grados F. Pulse el botón "Start/Pause" para comenzar. Cuando el aparato emita un pitido para indicar que está precalentado, abra la tapa. Coloque los cuadrados en una "sartén" engrasada e introdúzcala en el horno. Sirva caliente.

Nutrición: Calorías 109 Grasas totales 6,7 g Grasas saturadas 1,8 g Colesterol 34 mg Sodio 87 mg Carbohidratos totales 9,8 g Fibra 0,5 g Azúcar 2,6 g Proteínas 2,4 g

4. Frittata de gambas

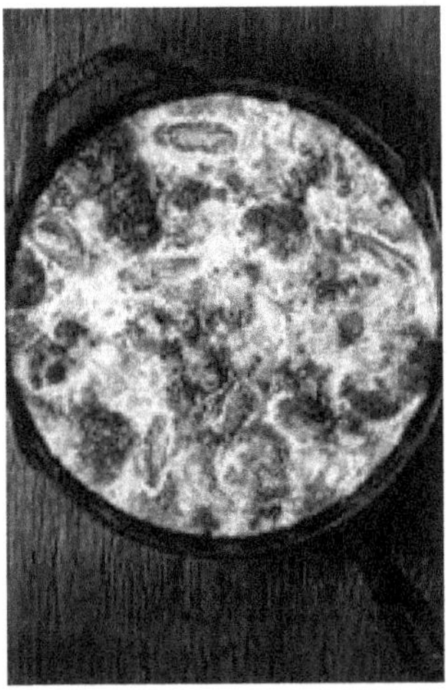

Tiempo de preparación: 10 minutos

Tiempo de cocción: 15 minutos

Raciones: 2

Ingredientes:

- 4 huevos
- ½ cucharadita de albahaca seca
- Spray de cocina
- Sal y pimienta negra al gusto
- ½ taza de arroz cocido
- ½ taza de gambas cocidas, peladas, desvenadas y picadas
- ½ taza de espinacas tiernas picadas
- ½ taza de queso Monterey jack, rallado

Direcciones:

1. En un bol, mezcle los huevos con la sal, la pimienta y la albahaca y bátalos. Engrase la sartén de su freidora de aire con spray de cocina y añada el arroz, las gambas y las espinacas. Añada la mezcla de huevos, espolvoree el queso por encima y cocine en su freidora de aire a 350 grados F durante 10 minutos. Divida en platos y sirva para el desayuno. Que lo disfrutes!

Nutrición: Calorías 162 Grasas 6 Fibra 5 Carbohidratos 8 Proteínas 4

5. Bocadillos de atún

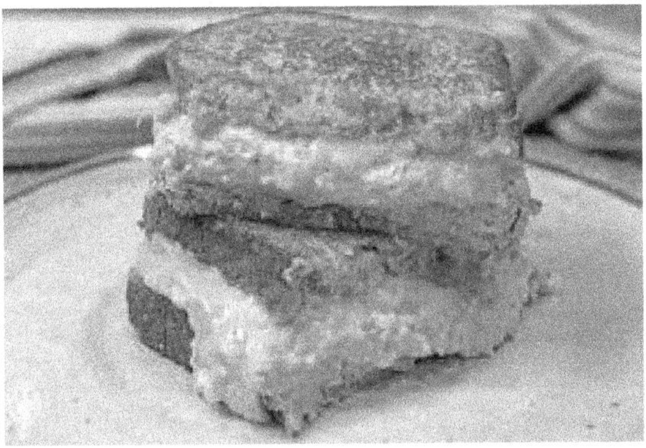

Tiempo de preparación: 10 minutos

Tiempo de cocción: 5 minutos

Raciones: 2

Ingredientes:

- 16 onzas de atún en lata, escurrido
- ¼ de taza de mayonesa
- 2 cucharadas de mostaza
- 1 cucharada de zumo de limón
- 2 cebollas verdes picadas
- 3 panecillos ingleses, cortados por la mitad
- 3 cucharadas de mantequilla
- 6 de queso provolone

Direcciones:

1. En un bol, mezcle el atún con la mayonesa, el zumo de limón, la mostaza y las cebollas verdes y remuévalo. Engrase las mitades de los panecillos con la mantequilla, colóquelas en la freidora de aire

precalentada y hornéelas a 350 grados F durante 4 minutos. Extienda la mezcla de atún en las mitades de los muffins, cubra cada uno con queso provolone, vuelva a colocar los sándwiches en la freidora de aire y cocínelos durante 4 minutos, divídalos en platos y sírvalos para desayunar de inmediato. Disfrute.

Nutrición: Calorías: 182 Grasas: 4 Fibra: 7 Carbohidratos: 8 Proteínas: 6

6. Bocadillos de gambas

Tiempo de preparación: 10 minutos

Tiempo de cocción: 5 minutos

Raciones: 2

Ingredientes:

- 1 y ¼ tazas de queso cheddar rallado
- 6 onzas de camarones pequeños enlatados, escurridos
- 3 cucharadas de mayonesa
- 2 cucharadas de cebollas verdes picadas
- 4 rebanadas de pan integral
- 2 cucharadas de mantequilla blanda

Direcciones:

1. En un bol, mezcla las gambas con el queso, la cebolla verde y la mayonesa y remueve bien. Unte con esto la mitad de las rebanadas de pan, cubra con las otras rebanadas de pan, cortadas en diagonal y unte con mantequilla. Coloque los sándwiches en su freidora de aire y cocine a 350 grados F durante 5 minutos. Divida los sándwiches de camarones en platos y sírvalos para el desayuno. Que los disfrutes!

Nutrición: Calorías: 162 Grasas: 3 Fibra: 7 Carbohidratos: 12 Proteínas: 4

7. Tortilla de pollo y calabacín

Tiempo de preparación: 15 minutos

Tiempo de cocción: 35 minutos

Raciones: 2

Ingredientes:

- 8 huevos
- ½ taza de leche
- Sal y pimienta negra molida, según sea necesario
- 1 taza de pollo cocido, picado
- 1 taza de queso Cheddar rallado
- ½ taza de cebollino fresco picado
- ¾ de taza de calabacín picado

Direcciones:

1. En un bol, añadir los huevos, la leche, la sal y la pimienta negra y batir bien. Añadir el resto de los ingredientes y remover para combinarlos. Coloque la mezcla en un molde para hornear engrasado. Pulse el botón "Power" del horno Air Fry y gire el dial para seleccionar el modo "Air Bake". Pulse el botón "Time" y gire de nuevo el dial para ajustar el tiempo de cocción a 35 minutos. Ahora pulse el botón "Temp" y gire el dial para ajustar la temperatura a 315 grados F. Pulse el botón "Start/Pause" para comenzar. Cuando el aparato emita un pitido para indicar que está precalentado, abra la tapa. Coloque la bandeja sobre la "rejilla" e

introdúzcala en el horno. Corte en cuñas de igual tamaño y sirva caliente.

Nutrición: Calorías: 209 Grasas totales: 13,3 g Grasas saturadas: 6,3 g Colesterol: 258 mg Sodio: 252 mg Carbohidratos totales: 2,3 g Fibra: 0,3 g Azúcar: 1,8 g Proteínas: 9,8 g

8. Buñuelos de calabacín

Tiempo de preparación: 15 minutos

Tiempo de cocción: 7 minutos

Raciones: 2

Ingredientes:

- 10½ oz. de calabacín, rallado y exprimido
- 7 oz. Queso Halloumi
- ¼ de taza de harina común
- 2 huevos
- 1 cucharadita de eneldo fresco picado
- Sal y pimienta negra molida, según sea necesario

Direcciones:

1. En un tazón grande y mezclar todos los ingredientes.
2. Hacer un buñuelo de tamaño pequeño con la mezcla.
3. Pulse el "botón de encendido" del horno Air Fry y gire el dial para seleccionar el modo "Air Fry".
4. Pulse el botón Time y gire de nuevo el dial para ajustar el tiempo de cocción a 7 minutos.
5. Ahora pulse el botón Temp y gire el dial para fijar la temperatura en 355 grados F.
6. Pulse el botón "Inicio/Pausa" para comenzar.
7. Cuando el aparato emita un pitido para indicar que está precalentado, abra la tapa.
8. Disponga los buñuelos en la "bandeja" engrasada e introdúzcala en el horno.
9. Servir caliente.

Nutrición: Calorías: 253 Grasas totales: 17,2 g Grasas saturadas: 11 g Colesterol: 121 mg Sodio: 333 mg Carbohidratos totales: 10 g Fibra: 1,1 g Azúcar: 2,7 g Proteínas: 15,2 g

9. Tortilla de cebolla

Tiempo de preparación: 10 minutos

Tiempo de cocción: 15 minutos

Raciones: 2

Ingredientes:

- 4 huevos
- ¼ de cucharadita de salsa de soja baja en sodio
- Pimienta negra molida, según sea necesario
- 1 cucharadita de mantequilla
- 1 cebolla amarilla mediana, cortada en rodajas
- ¼ de taza de queso Cheddar rallado

Direcciones:

1. En una sartén, derrita la mantequilla a fuego medio y cocine la cebolla durante unos 8-10 minutos.
2. Retirar del fuego y reservar para que se enfríe un poco.
3. Mientras tanto, en un bol, añadir los huevos, la salsa de soja y la pimienta negra y batir bien.
4. Añadir la cebolla cocida y suavemente, remover para combinar.
5. Coloca la mezcla de calabacín en una bandeja pequeña para hornear. Pulse el "botón de encendido" del horno Air Fry y gire el dial para seleccionar el modo "Air Fry".
6. Pulse el botón de tiempo y gire de nuevo el dial para ajustar el tiempo de cocción a 5 minutos.

7. Ahora pulse el botón Temp y gire el dial para ajustar la temperatura a 355 grados F. Pulse el botón "Start/Pause" para empezar.
8. Cuando el aparato emita un pitido para indicar que está precalentado, abra la tapa.
9. Coloque la bandeja sobre la "rejilla" e introdúzcala en el horno.
10. Cortar la tortilla en 2 porciones y servir caliente.

Nutrición: Calorías: 222 Grasas totales: 15,4 g Grasas saturadas: 6,9 g Colesterol: 347 mg Sodio: 264 mg Carbohidratos totales: 6,1 g Fibra: 1,2 g Azúcar: 3,1 g Proteínas: 15,3 g

10. Desayuno Tortilla de guisantes

Tiempo de preparación: 10 minutos

Tiempo de cocción: 7 minutos

Raciones: 2

Ingredientes:

- ½ libra de guisantes tiernos
- 4 cucharadas de mantequilla
- 1 y ½ taza de yogur
- 8 huevos
- ½ taza de menta picada
- Sal y pimienta negra al gusto

Direcciones:

1. Caliente una sartén que se adapte a su freidora de aire con la mantequilla a fuego medio, añada los guisantes, remuévalos y cocínelos durante un par de minutos.
2. Mientras tanto, en un bol, mezclar la mitad del yogur con la sal, la pimienta, los huevos y la menta y batir bien.
3. Vierta esto sobre los guisantes, revuelva, introduzca en su freidora de aire y cocine a 350 grados F durante 7 minutos.
4. Extiende el resto del yogur sobre la tortilla, córtala y sírvela. Que lo disfrutes!

Nutrición: Calorías: 192 Grasas: 5 Fibra: 4 Carbohidratos: 8 Proteínas: 7

VERDURAS Y ACOMPAÑAMIENTOS

11. Aceitunas, judías verdes y bacon

Tiempo de preparación: 5 minutos

Tiempo de cocción: 15 minutos

Porciones: 4

Ingredientes:

- ½ libra de judías verdes, recortadas y cortadas por la mitad
- 1 taza de aceitunas negras sin hueso y partidas por la mitad
- ¼ de taza de tocino, cocido y desmenuzado
- 1 cucharada de aceite de oliva
- ¼ de taza de salsa de tomate

Direcciones:

1. En una sartén que se ajuste a la freidora de aire, combine todos los ingredientes, revuelva, ponga la sartén en la freidora de aire y cocine a 380 grados F durante 15 minutos.

2. Repartir en los platos y servir.

Nutrición: Calorías 160, Grasa 4, Fibra 3, Carbohidratos 5, Proteína 4

12. Aceitunas y Pimientos Cajún

Tiempo de preparación: 4 minutos

Tiempo de cocción: 12 minutos

Porciones: 4

Ingredientes:

- 1 cucharada de aceite de oliva
- ½ libra de pimientos mixtos, cortados en rodajas
- 1 taza de aceitunas negras sin hueso y partidas por la mitad
- ½ cucharada de condimento cajún

Direcciones:

1. En una sartén que se ajuste a la freidora de aire, combine todos los ingredientes.
2. Ponga la sartén en su freidora de aire y cocine a 390 grados F durante 12 minutos.
3. Repartir la mezcla en los platos y servir.

Nutrición: Calorías 151, Grasas 3, Fibra 2, Carbohidratos 4, Proteínas 5

13. Col rizada

Tiempo de preparación: 5 minutos

Tiempo de cocción: 8 minutos

Ingredientes:

- 4 puñados de col rizada, lavada y sin tallos
- 1 cucharada de aceite de oliva
- Pizca de sal marina

Direcciones:

1. Comienza calentando a 360, y luego combina tus ingredientes juntos asegurándote de que tu col rizada esté cubierta uniformemente.
2. Coloque la col rizada en su freidora y cocínela durante ocho minutos.

Nutrición: Calorías: 121 Grasas: 4 Carbohidratos: 5 Proteínas: 8

14. Patatas sencillas a la albahaca

Tiempo de preparación: 15 minutos

Tiempo de cocción: 40 minutos

Ingredientes:

- 18 patatas medianas
- 5 cucharadas de aceite de oliva
- 4 cucharaditas de albahaca seca
- 1 ½ cucharaditas de ajo en polvo
- Sal y pimienta al gusto
- Onzas de mantequilla

Direcciones:

1. Encienda su freidora de aire a 390.
2. Corta las patatas a lo largo y asegúrate de cortarlas finas.
3. Cubra ligeramente las patatas con la mantequilla y el aceite.
4. Salpimentar y cocer durante 40 minutos.

Nutrición: Calorías: 140 Grasas: 5 Carbohidratos: 8 Proteínas: 9

15. Patatas fritas de boniato

Tiempo de preparación: 10 minutos

Tiempo de cocción: 12-15 minutos

Ingredientes:

- 3 batatas grandes, peladas
- 1 cucharada de aceite de oliva
- Una cucharadita de sal marina

Direcciones:

1. Encienda su freidora de aire a 390.
2. Comienza cortando tus batatas en cuartos, cortándolas a lo largo para hacer las papas fritas.
3. Combine las patatas fritas sin cocinar con una cucharada de sal marina y aceite de oliva. Asegúrate de que todas las patatas fritas estén bien cubiertas.
4. Coloque los trozos de boniato en la cesta y cocínelos durante 12 minutos.
5. Cocer durante dos o tres minutos más si se quiere que esté más crujiente.
6. Añadir más sal al gusto y servir cuando se enfríe.

Nutrición: Calorías: 150 Grasas: 6 Carbohidratos: 8 Proteínas: 9

16. Col crujiente y picante

Tiempo de preparación: 5 minutos

Tiempo de cocción: 10 minutos

Ingredientes:

- 1/2 cabeza de col blanca, picada y lavada
- 1 cucharada de aceite de coco fundido
- ¼ de cucharadita de pimienta de cayena
- ¼ de cucharadita de chile en polvo
- ¼ de cucharadita de ajo en polvo

Direcciones:

1. Encienda su freidora de aire a 390.
2. Mezcla la col, las especias y el aceite de coco en un bol, asegurándote de que la col está bien cubierta.
3. Colóquelo en la freidora y cocínelo durante diez minutos.

Nutrición: Calorías: 100 Grasas: 2 Carbohidratos: 3 Proteínas: 5

17. Patatas al romero

Tiempo de preparación: 5 minutos

Tiempo de cocción: 12-15 minutos

Ingredientes:

- Tres patatas rojas grandes, cortadas en cubos y sin pelar
- 1 cucharada de aceite de oliva
- Pizca de sal marina
- ½ cucharadita de romero seco

Direcciones:

1. Comience por precalentar su freidora a 390.
2. Combine sus patatas con aceite de oliva, sal y romero. Asegúrate de que las patatas estén bien cubiertas.
3. Cocínelos durante 12 minutos y luego revíselos. Si desea que estén más crujientes, puede cocinarlas durante dos o tres minutos más.
4. Puedes servirlas solas o con crema agria.

Nutrición: Calorías: 150 Grasas: 5 Carbohidratos: 9 Proteínas: 9

18. Patatas al ajillo sencillas

Tiempo de preparación: 10 minutos

Tiempo de cocción: 15 minutos

Ingredientes:

- 3 patatas para hornear, grandes
- 2 cucharadas de aceite de oliva
- 2 cucharadas de ajo picado
- 1 cucharada de sal
- ½ cucharada de cebolla en polvo

Direcciones:

1. Encienda su freidora de aire a 390.
2. Haz agujeros en la patata y rocíala con aceite y sal.
3. Mezcla el ajo y la cebolla en polvo y frótalos sobre las patatas de manera uniforme.
4. Póngalo en la cesta de su freidora de aire, y luego hornéelo durante treinta y cinco o cuarenta minutos.

Nutrición: Calorías: 160 Grasas: 6 Carbohidratos: 9 Proteínas: 9

19. Coles de Bruselas crujientes

Tiempo de preparación: 5 minutos

Tiempo de cocción: 10 minutos

Raciones: 2

Ingredientes:

- ½ libra de coles de Bruselas, cortadas por la mitad
- ½ cucharada de aceite
- ½ cucharada de mantequilla sin sal, derretida

Direcciones:

1. Frote los brotes con aceite.
2. Colocar en la cesta de la freidora.
3. Cocinar a 400F durante 10 minutos. Revuelva una vez a la mitad de la cocción.
4. Retire la cesta de la freidora y rocíe con mantequilla derretida.
5. Sirve.

Nutrición: Calorías: 90 Grasas: 6,1g Carbohidratos: 4g Proteínas: 2,9g

20. Pan plano

Tiempo de preparación: 5 minutos

Tiempo de cocción: 7 minutos

Raciones: 2

Ingredientes:

- 1 taza de queso mozzarella rallado
- ¼ de taza de harina de almendra
- 1 onza de queso de untar ablandado

Direcciones:

1. Derretir la mozzarella en el microondas durante 30 segundos. Incorporar la harina de almendras hasta que quede suave.
2. Añadir el queso crema. Seguir mezclando hasta que se forme la masa. Amasar con las manos mojadas si es necesario.
3. Divida la masa en dos trozos y extiéndala con un rodillo hasta alcanzar un grosor de ¼ de pulgada entre dos trozos de pergamino.
4. Cubra la cesta de la freidora con pergamino y coloque los panes planos en la cesta de la freidora. Trabaje en tandas si es necesario.

5. Cocinar a 320F durante 7 minutos. Voltear una vez a la mitad del tiempo.
6. Sirve.

Nutrición: Calorías: 296 Grasas: 22,6g Carbohidratos: 3,3g Proteínas: 16,3g

CARNE

21. Albóndigas ligeras con hierbas

Tiempo de preparación: 10 minutos

Tiempo de cocción: de 12 a 17 minutos

Raciones: 24

Ingredientes:

- 1 cebolla mediana, picada
- 2 dientes de ajo picados
- 1 cucharadita de aceite de oliva
- 1 rebanada de pan integral bajo en sodio, desmenuzada
- 3 cucharadas de leche al 1 por ciento
- 1 cucharadita de mejorana seca
- 1 cucharadita de albahaca seca
- 1 libra de carne molida 96 por ciento magra

Direcciones:

1. En una sartén de 6 por 2 pulgadas, combine la cebolla, el ajo y el aceite de oliva. Fría al aire libre de 2 a 4 minutos, o hasta que las verduras estén crujientes y tiernas.

2. Pasar las verduras a un bol mediano y añadir el pan rallado, la leche, la mejorana y la albahaca. Mezclar bien.
3. Añadir la carne picada. Con las manos, trabajar la mezcla suavemente pero a fondo hasta que se combine. Formar la mezcla de carne en unas 24 albóndigas (de 1 pulgada).
4. Hornee las albóndigas, por tandas, en la cesta de la freidora de aire de 12 a 17 minutos, o hasta que alcancen los 160°F en un termómetro de carne. Servir inmediatamente.

Nutrición: Calorías: 190 Grasas: 6g Grasas saturadas: 2g Proteínas: 25g Carbohidratos: 8g Sodio: 120mg Fibra: 1g; Azúcar: 2g 1% VD vitamina A 3% VD vitamina C

22. Pimientos rellenos de carne y arroz integral

Tiempo de preparación: 10 minutos

Tiempo de cocción: de 11 a 16 minutos

Porciones: 4

Ingredientes:

- 4 pimientos medianos, de cualquier color, enjuagados y sin la parte superior
- 1 cebolla mediana picada
- ½ taza de zanahoria rallada
- 2 cucharaditas de aceite de oliva
- 2 tomates medianos, picados
- 1 taza de arroz integral cocido
- 1 taza de carne asada cocida baja en sodio picada (ver Consejo)
- 1 cucharadita de mejorana seca

Direcciones:

1. Retire los tallos de las puntas de los pimientos y pique las puntas.
2. En una sartén de 6 por 2 pulgadas, combine las tapas de los pimientos picados, la cebolla, la zanahoria y el aceite de oliva. Cocine de 2 a 4 minutos, o hasta que las verduras estén crujientes y tiernas.

3. Pasar las verduras a un bol mediano. Añada los tomates, el arroz integral, la carne asada y la mejorana. Remover para mezclar.

4. Rellene los pimientos con la mezcla de verduras. Coloque los pimientos en la cesta de la freidora. Hornee de 11 a 16 minutos, o hasta que los pimientos estén tiernos y el relleno esté caliente. Servir inmediatamente.

Nutrición: Calorías: 206 Grasas: 6g Grasas saturadas: 1g Proteínas: 18g Carbohidratos: 20g Sodio: 105mg Fibra: 3g Azúcar: 5g

23. Carne y brócoli

Tiempo de preparación: 10 minutos

Tiempo de cocción: de 14 a 18 minutos

Porciones: 4

Ingredientes:

- 2 cucharadas de maicena
- ½ taza de caldo de carne bajo en sodio
- 1 cucharadita de salsa de soja baja en sodio
- 12 onzas de filete de lomo, cortado en cubos de 1 pulgada
- 2½ tazas de ramilletes de brócoli
- 1 cebolla picada
- 1 taza de champiñones cremini cortados en rodajas (ver Consejo)
- 1 cucharada de jengibre fresco rallado
- Arroz integral cocido (opcional)

Direcciones:

1. En un bol mediano, mezcle la maicena, el caldo de carne y la salsa de soja.
2. Añada la carne y remuévala para cubrirla. Dejar reposar durante 5 minutos a temperatura ambiente.

3. Con una espumadera, transfiera la carne de la mezcla de caldo a un tazón de metal mediano. Reserve el caldo.

4. Añada el brócoli, la cebolla, los champiñones y el jengibre a la carne. Coloque el recipiente en la freidora de aire y cocine de 12 a 15 minutos, o hasta que la carne alcance al menos 145 °F en un termómetro de carne y las verduras estén tiernas.

5. Añada el caldo reservado y cocine de 2 a 3 minutos más, o hasta que la salsa hierva.

6. Servir inmediatamente sobre arroz integral cocido caliente, si se desea.

Nutrición: Calorías: 240 Grasas: 6g Grasas saturadas: 2g Proteínas: 19g Carbohidratos: 11g Sodio: 107mg Fibra: 2g Azúcar: 3g

24. Salteado de carne y frutas

Tiempo de preparación: 15 minutos

Tiempo de cocción: de 6 a 11 minutos

Porciones: 4

Ingredientes:

- 12 onzas de filete de punta de solomillo, cortado en rodajas finas
- 1 cucharada de zumo de lima recién exprimido
- 1 taza de gajos de mandarina en lata, escurridos, reservando el zumo (ver Consejo)
- 1 taza de trozos de piña en lata, escurridos y con el jugo reservado (ver Consejo)
- 1 cucharadita de salsa de soja baja en sodio
- 1 cucharada de almidón de maíz
- 1 cucharadita de aceite de oliva
- 2 cebolletas, partes blancas y verdes, cortadas en rodajas
- Arroz integral cocido (opcional)

Direcciones:

1. En un tazón mediano, mezcle el filete con el jugo de limón. Ponga a un lado.

2. En un bol pequeño, mezcle bien 3 cucharadas de zumo de mandarina reservado, 3 cucharadas de zumo de piña reservado, la salsa de soja y la maicena.

3. Escurra la carne y pásela a un bol metálico mediano, reservando el jugo. Revuelva el jugo reservado en la mezcla de jugo de mandarina y piña. Reservar.

4. Añada el aceite de oliva y las cebolletas al filete. Coloque el recipiente de metal en la freidora de aire y cocine de 3 a 4 minutos, o hasta que el filete esté casi cocido, sacudiendo la cesta una vez durante la cocción.

5. Incorpore las mandarinas, la piña y la mezcla de zumo. Cocine de 3 a 7 minutos más, o hasta que la salsa burbujee y la carne esté tierna y alcance al menos 145°F en un termómetro para carne.

6. Remover y servir sobre arroz integral cocido caliente, si se desea.

Nutrición: Calorías: 212 Grasas: 4g Grasas saturadas: 1g Proteínas: 19g Carbohidratos: 28g Sodio: 105mg Fibra: 2g Azúcar: 22g

25. Chuletas de cerdo al ajo

Tiempo de preparación: 10 minutos

Tiempo de cocción: 10 minutos

Porciones: 4

Ingredientes:

- cucharadita de perejil
- cucharadita de dientes de ajo rallados
- 1 cucharada de aceite de coco
- 1 cucharada de mantequilla de coco
- chuletas de cerdo

Direcciones:

1 Preparación de los ingredientes. Asegúrese de que su freidora de aire esté precalentada a 350 grados.

2 Mezcle la mantequilla, el aceite de coco y todos los condimentos. Luego, frote la mezcla de condimentos sobre todos los lados de las chuletas de cerdo. Colóquelas en papel de aluminio, ciérrelas y refrigérelas durante 1 hora.

3 Retire las chuletas de cerdo del papel de aluminio y colóquelas en la freidora.

4. Freír al aire. Ajuste la temperatura a 350°F y el tiempo a 7 minutos. Cocine 7 minutos de un lado y 8 minutos del otro.
5. Rocíe con aceite de oliva y sirva con una ensalada verde.

Nutrición: Calorías: 526; Grasa: 23g; Proteína:41g; Azúcar:4g

26. Filetes de cerdo al estilo cajún

Tiempo de preparación: 5 minutos

Tiempo de cocción: 20 minutos

Porciones: 6

Ingredientes:

- 4-6 filetes de cerdo
- Salsa barbacoa:
- Condimento cajún
- 1 cucharada de vinagre
- 1 cucharadita de salsa de soja baja en sodio
- ½ C. de azúcar moreno

Direcciones:

1 Preparación de los ingredientes. Asegúrese de que su freidora de aire esté precalentada a 290 grados.

2 Espolvoree los filetes de cerdo con el condimento cajún.

3 Combine el resto de los ingredientes y páselos por los filetes. Añada los filetes recubiertos a la freidora de aire.

4. Freír al aire. Ajuste la temperatura a 290°F y el tiempo a 20 minutos. Cocine de 15 a 20 minutos hasta que se dore.

Nutrición: Calorías: 209; Grasa: 11g; Proteínas: 28g; Azúcar: 2g

27. Cerdo a la parrilla agridulce de Cajún

Tiempo de preparación: 5 minutos

Tiempo de cocción: 12 minutos

Porciones: 3

Ingredientes:

- ¼ de taza de azúcar moreno
- 1/4 de taza de vinagre de sidra
- Lomo de cerdo de 1 libra, cortado en cubos de 1 pulgada
- cucharadas de condimento cajún
- cucharadas de azúcar moreno

Direcciones:

1 Preparación de los ingredientes. En un plato llano, mezcle bien el lomo de cerdo, 3 cucharadas de azúcar moreno y el condimento cajún. Revuelva bien para cubrir. Deje marinar en el ref durante 3 horas.

2 En un tazón mediano mezcle bien el azúcar moreno y el vinagre para hilvanar.

3 Ensartar los trozos de cerdo en las brochetas. Unte con la salsa y colóquelas en la rejilla para brochetas de la freidora.

4. Freír al aire. Durante 12 minutos, cocine a 360°F. A la mitad del tiempo de cocción, voltee las brochetas y báñelas con la salsa. Si es necesario, cocine en tandas.
5. Servir y disfrutar.

Nutrición: Calorías: 428; Grasa: 16,7g; Proteína: 39g; Azúcar: 2g

28. Lomo de cerdo con patatas

Tiempo de preparación: 10 minutos

Tiempo de cocción: 25 minutos

Raciones: 2

Ingredientes:

- libras de lomo de cerdo
- patatas rojas grandes, picadas
- ½ cucharadita de ajo en polvo
- ½ cucharadita de copos de pimienta roja triturados
- Sal y pimienta negra, al gusto

Direcciones:

1 En un bol grande, ponga todos los ingredientes excepto el glaseado y mézclelos para cubrirlos bien. Precaliente la freidora de aire a 325 grados F. Coloque el lomo en la cesta de la freidora de aire.

2 Colocar las patatas alrededor del lomo de cerdo.

3 Cocer durante unos 25 minutos.

Nutrición: Calorías:260 Grasas: 8g Carbohidratos: 27g Proteínas: 21g

29. Char Siew asado (trasero de cerdo)

Tiempo de preparación: 10 minutos

Tiempo de cocción: 25 minutos

Porciones: 4

Ingredientes:

- 1 tira de paleta de cerdo con una buena cantidad de grasa marmoleada
- Marinado:
- 1 cucharadita de aceite de sésamo
- cucharada de miel cruda
- 1 cucharadita de salsa de soja ligera
- 1 cucharada de vino rosado

Direcciones:

1 Mezcle todos los ingredientes de la marinada y póngalos en una bolsa Ziploc. Coloque la carne de cerdo en la bolsa, asegurándose de que todas las secciones de la tira de cerdo queden envueltas en la marinada. Enfríe de 3 a 24 horas.

2 Saque la tira 30 minutos antes de planear cocinar y precaliente su freidora de aire a 350 grados.

3 Coloque el papel de aluminio en una sartén pequeña y úntelo con aceite de oliva. Coloque la tira de cerdo marinada en la sartén preparada.

4. Ajuste la temperatura a 350°F y el tiempo a 20 minutos. Asar 20 minutos.
5. Rociar con la marinada cada 5-10 minutos.
6. Retirar la tira y dejarla enfriar unos minutos antes de cortarla.

Nutrición: Calorías: 289; Grasas: 13g; Proteínas: 33g; Azúcar: 1g

30. Chuletas de cerdo asiáticas

Tiempo de preparación: 2 horas y 10 minutos

Tiempo de cocción: 15 minutos

Raciones: 2

Ingredientes:

- 1/2 taza de salsa hoisin
- cucharadas de vinagre de sidra
- 1 cucharada de salsa de chile dulce asiático
- (1/2 pulgada de grosor) chuletas de cerdo deshuesadas
- sal y pimienta

Direcciones:

1 Mezcle el hoisin, la salsa de chile y el vinagre en un bol grande. Separe un cuarto de taza de esta mezcla, añada las chuletas de cerdo al bol y déjelo reposar en la nevera durante 2 horas. Saque las chuletas de cerdo y colóquelas en un plato. Espolvoree cada lado de la chuleta de cerdo uniformemente con sal y pimienta.

2 Cocinar a 360 grados durante 14 minutos, dándole la vuelta a mitad de camino. Untar con la marinada reservada y servir.

Nutrición: Calorías: 338; Grasa: 21g; Proteína: 19g; Fibra:1g

PESCADO Y MARISCO

31. Camarones agridulces

Tiempo de preparación: 5 minutos

Tiempo de cocción: 5 minutos

Porciones: 3

Ingredientes:

- 1 libra de camarones, pelados y desvenados
- 1/2 taza de salsa agridulce

Direcciones:

1. Combine las gambas y la salsa agridulce en un bol
2. A continuación, extiéndalo en la bandeja de la freidora de aire y póngalo en la freidora de aire
3. Cocinar a 400f durante 5 minutos y servir

Nutrición: Calorías: 226 kcal Proteínas: 32,65 g Grasas: 2,8 g Hidratos de carbono: 17.84 g

32. Tartas de pescado

Tiempo de preparación: 15 minutos

Tiempo de cocción: 12 minutos

Porciones: 3

Ingredientes:

- Spray antiadherente para cocinar
- 10 onzas de pescado blanco finamente picado
- ⅔ Taza de pan rallado integral panko
- 3 cucharaditas de cilantro fresco finamente picado
- 2 cucharaditas de salsa de chile dulce tailandesa
- 2 cucharaditas de mayonesa de canola
- 1 huevo grande
- ⅛ Cucharadita de sal
- ¼ de cucharadita de pimienta molida
- 2 gajos de lima

Direcciones:

1. Engrase la cesta de la freidora con aceite en spray
2. Mezcla en un bol el huevo, la salsa de chile, el pescado, el panko, el cilantro, la mayonesa, la sal y la pimienta
3. Moldear la mezcla en un pastel de 3 pulgadas de tamaño

4. Rocíe el pastel con spray de cocina y póngalo en la cesta de la freidora de aire
5. Cocinar a 380f durante unos 12 minutos o hasta que los pasteles estén dorados y la temperatura interior sea de 140f
6. Servir con trozos de lima y disfrutar

Nutrición: Calorías: 196 kcal Proteínas: 21,04 g Grasas: 7,07 g Hidratos de carbono: 12.21 g

33. Bacalao

Tiempo de preparación: 15 minutos

Tiempo de cocción: 11 minutos

Porciones: 4

Ingredientes:

- 1 libra de bacalao
- 1 huevo
- 1/2 cucharadita de sal
- 1/8 cucharadita de pimienta negra
- 1/2 taza de harina de uso general
- 1 1/2 tazas de pan rallado panko o pan rallado normal
- 2 cucharaditas de condimento para tacos (opcional)
- 1 cucharadita de condimento italiano o de laurel viejo

Direcciones:

1. Precaliente su freidora a 400F
2. Secar el bacalao con palmaditas, colocarlo en una tabla de cortar y reservarlo
3. Batir el huevo en un bol.
4. Vierta la harina en otro recipiente
5. A continuación, el pan rallado panko, la pimienta, la sal y el condimento para tacos en el tercer bol y mezclar bien.

6. Sumergir el bacalao en el huevo y mojar los 2 lados, y transferirlo al bol de harina y presionar en la harina por ambos lados.
7. A continuación, pase el bacalao al pan rallado y presione ambos lados en el pan rallado.
8. Rocíe la freidora de aire con spray antiadherente. Añade el bacalao en tandas a la freidora de aire y cocínalo a 400°f durante 11 minutos, dándole la vuelta suavemente a mitad de camino.

Nutrición: Calorías: 264 kcal Proteínas: 30,37 g Grasas: 9 g Carbohidratos: 14.93 g

34. Tilapia a la parrilla

Tiempo de preparación: 15 minutos

Tiempo de cocción: 7 minutos

Raciones: 2

Ingredientes:

- Filetes de tilapia
- Ligera rociada de aceite de canola de una aceitera
- Condimento de laurel viejo
- Pimienta de limón
- Sal
- Molly Mcbutter o brotes de mantequilla

Direcciones:

1. Descongele los filetes, si están congelados, y rocíe la cesta de la freidora con spray para cocinar.
2. Colocar los filetes en la cesta y sazonar al gusto con las especias. Rocíe un poco de aceite.
3. Ponga la freidora a 400f durante 7 minutos. Compruebe el estado de cocción después de que el temporizador se apague, el pescado debe desmenuzarse fácilmente con un tenedor.

4. Sirva y disfrute con sus verduras favoritas.

Nutrición: Calorías: 106 kcal Proteínas: 15,3 g Grasas: 4,06 g Hidratos de carbono: 2.13 g

35. Nuggets de bacalao

Tiempo de preparación: 20 minutos

Tiempo de cocción: 15 minutos

Porciones: 5

Ingredientes:

- Para el bacalao empanado:
- 1 1/2 libras de filetes de bacalao cortados en unos 8 trozos
- Sal y pimienta para sazonar
- 1/2 taza de harina
- 1 cucharada de huevo + 1 cucharada de agua
- 1/2 taza de migas de galleta, o de copos de maíz
- 1 cucharadita de aceite vegetal
- Para la salsa tártara de miel y limón:
- 1/2 taza de mayonesa baja en grasa o sin grasa
- 1 cucharadita de miel
- Ralladura de medio limón, finamente picada
- Zumo de medio limón
- 1/2 cucharadita de salsa Worcestershire
- 1 cucharada de condimento de pepinillos dulces
- Una pizca de pimienta negra

Direcciones:

1. Triturar las galletas o los copos de maíz hasta convertirlos en migas finas en un procesador de alimentos, aproximadamente una taza. Poner 1 cucharada de aceite vegetal en las migas.
2. Sazona los trozos de bacalao con pimienta y sal y pásalos por la harina.
3. Después, sumérjalo en el lavado de huevos y, por último, en las migas de galleta. Presione las migas en todas las superficies para mezclar todos los lados.
4. Precalentar la freidora a 180 grados C.
5. Ponga la mitad de los nuggets de bacalao en la cesta y utilice la rejilla para cocinar la mitad en el nivel superior.
6. Poner la freidora al aire libre en 15 minutos.
7. Sacar de la cesta y servir.
8. Para hacer la salsa tártara de miel y limón:
9. Mezcle todos los ingredientes y refrigere para que los sabores se mezclen hasta que esté listo para servir.

Nutrición: Calorías: 221 kcal Proteínas: 27,32 g Grasas: 5,78 g Hidratos de carbono: 13.68 g

36. Camarones Cajún al Aire Libre

Tiempo de preparación: 5 minutos

Tiempo de cocción: 6 minutos

Raciones: 2

Ingredientes:

1. 12 onzas de camarones medianos sin cocinar, pelados y desvenados
2. 1 cucharadita de pimienta de cayena
3. 1 cucharadita de condimento Old Bay
4. ½ cucharadita de pimentón ahumado
5. 2 cucharadas de aceite de oliva
6. 1 cucharadita de sal

Direcciones:

1. Precaliente la freidora de aire Innsky a 390°F.
2. Mientras tanto, en un tazón mediano, mezcle los camarones, la pimienta de cayena, el Old Bay, el pimentón, el aceite de oliva y la sal. Mezcle las gambas con el aceite y las especias hasta que estén bien cubiertas.
3. Coloque las gambas en la cesta de la freidora. Programe el temporizador y cocine al vapor durante 3 minutos. Retire el cajón y agite, para que las gambas se redistribuyan en la cesta para una cocción uniforme.

Vuelva a programar el temporizador y cocine al vapor durante otros 3 minutos. Compruebe que las gambas están hechas. Cuando estén bien cocidas, la carne estará opaca. Añade más tiempo si es necesario. Emplata, sirve y disfruta.

Nutrición: Calorías: 286 Grasas: 16g Grasas saturadas: 2g Carbohidratos: 1g Fibra: 0g Azúcar: 0g Proteínas: 37g Hierro: 6mg Sodio: 1868mg

37. Salmón a la parrilla

Tiempo de preparación: 5 minutos

Tiempo de cocción: 10 minutos

Porciones: 3

Ingredientes:

- 2 filetes de salmón
- 1/2 cucharadita de pimienta de limón
- 1/2 cucharadita de ajo en polvo
- Sal y pimienta
- 1/3 de taza de salsa de soja
- 1/3 de taza de azúcar
- 1 cucharada de aceite de oliva

Direcciones:

1. Sazone los filetes de salmón con pimienta de limón, ajo en polvo y sal. En un bol poco profundo, añada un tercio de taza de agua y combine el aceite de oliva, la salsa de soja y el azúcar. Coloque el salmón en el bol y sumérjalo en la salsa. Cúbralo con film transparente y déjelo marinar en el frigorífico durante al menos una hora.
2. Precaliente la freidora de aire Innsky a 350 grados.

3. Coloque el salmón en la freidora de aire y cocine durante 10 minutos o más hasta que el pescado esté tierno. Servir con trozos de limón

Nutrición: Calorías: 185 kcal Proteínas: 5,16 g Grasas: 11,74 g Hidratos de carbono: 16.06 g

38. Filetes de pescado con pimentón crujiente

Tiempo de preparación: 5 minutos

Tiempo de cocción: 15 minutos

Porciones: 4

Ingredientes:

- 1/2 taza de pan rallado sazonado
- 1 cucharada de vinagre balsámico
- 1/2 cucharadita de sal sazonada
- 1 cucharadita de pimentón
- 1/2 cucharadita de pimienta negra molida
- 1 cucharadita de semillas de apio
- 2 filetes de pescado, cortados por la mitad
- 1 huevo batido

Direcciones:

1. Añada el pan rallado, el vinagre, la sal, el pimentón, la pimienta negra molida y las semillas de apio a su procesador de alimentos. Procese durante unos 30 segundos.

2. Rebozar los filetes de pescado con el huevo batido; luego, pasarlos por la mezcla de pan rallado.
3. Cocinar a 350 grados F durante unos 15 minutos.

Nutrición: Calorías: 208 kcal Proteínas: 15,19 g Grasas: 9,44 g Hidratos de carbono: 11.61 g

39. Camarones envueltos en tocino

Tiempo de preparación: 5 minutos

Tiempo de cocción: 5 minutos

Porciones: 4

Ingredientes:

- 1¼ de libra de gambas tigre, peladas y desvenadas
- 1 libra de tocino

Direcciones:

1. Envuelve cada gamba con una loncha de bacon.
2. Refrigere durante unos 20 minutos. Precalentar la freidora de aire Innsky a 390 grados F.
3. Coloque las gambas en la cesta de la freidora. Cocine durante unos 5-7 minutos.

Nutrición: Calorías: 514 kcal Proteínas: 42,66 g Grasas: 36,92 g Hidratos de carbono: 7.17 g

40. Vieiras envueltas en tocino

Tiempo de preparación: 5 minutos

Tiempo de cocción: 10 minutos

Porciones: 4

Ingredientes:

- 16 vieiras
- 8 rebanadas de tocino, cortadas por la mitad
- 8 palillos
- Sal
- Pimienta negra recién molida

Direcciones:

1. Usando una toalla de papel, secar las vieiras.
2. Envolver cada vieira con media loncha de bacon. Asegura el bacon con un palillo.
3. Coloque las vieiras en la freidora de aire en una sola capa. (Es posible que tenga que cocinar las vieiras en más de una tanda).
4. Rocía las vieiras con aceite de oliva y salpimiéntalas.
5. Ajuste la temperatura de su Innsky AF a 370°F. Pon el temporizador y fríe durante 5 minutos.
6. Dar la vuelta a las vieiras.

7. Vuelve a poner el temporizador en marcha y cocina las vieiras durante 5 minutos más.
8. Con unas pinzas, saque las vieiras de la cesta de la freidora. Emplata, sirve y disfruta.

Nutrición: Calorías: 311 Grasas: 17g Grasas saturadas: 5g Carbohidratos: 3g Fibra: 0g Azúcar: 0g Proteínas: 34g Sodio: 1110mg

APERITIVOS Y POSTRES

41. Pan de semillas de girasol

Tiempo de preparación: 15 minutos

Tiempo de cocción: 18 minutos

Porciones: 6

Ingredientes:

- 2/3 de taza de harina de trigo integral
- 2/3 de taza de harina común
- 1/3 de taza de semillas de girasol
- ½ sobre de levadura instantánea
- 1 cucharadita de sal
- 2/3-1 taza de agua tibia

Direcciones:

1. En un bol, mezclar las harinas, las semillas de girasol, la levadura y la sal.
2. Añadir poco a poco el agua, removiendo continuamente hasta que se forme una bola de masa blanda.

3. Ahora, pase la masa a una superficie ligeramente enharinada y amase durante unos 5 minutos con las manos.
4. Hacer una bola con la masa y colocarla en un bol.
5. Con un envoltorio de plástico, cubra el bol y colóquelo en un lugar cálido durante unos 30 minutos
6. Engrasar un molde para pasteles.
7. Cubrir la parte superior de la masa con agua y colocarla en el molde preparado.
8. Pulse el "botón de encendido" del horno Air Fry y gire el dial para seleccionar el modo "Air Crisp".
9. Pulse el botón Time y gire de nuevo el dial para ajustar el tiempo de cocción a 18 minutos
10. Ahora pulse el botón Temp y gire el dial para ajustar la temperatura a 390 grados F.
11. Pulse el botón "Inicio/Pausa" para comenzar.
12. Cuando el aparato emita un pitido para indicar que está precalentado, abra la tapa.
13. Coloque la sartén en la "cesta de freír al aire" e introdúzcala en el horno.
14. Colocar el molde en una rejilla para que se enfríe durante unos 10 minutos
15. Con cuidado, invierta el pan en una rejilla para que se enfríe completamente antes de cortarlo.

16. Cortar el pan en rebanadas del tamaño deseado y servir.

Nutrición: Calorías 132 Grasas 1,7 g Carbohidratos 24,4 g Proteínas 4,9 g

42. Pan con fecha

Tiempo de preparación: 15 minutos

Tiempo de cocción: 22 minutos

Porciones: 10

Ingredientes:

- 2½ tazas de dátiles, deshuesados y picados
- ¼ de taza de mantequilla
- 1 taza de agua caliente
- 1½ tazas de harina
- ½ taza de azúcar moreno
- 1 cucharadita de polvo de hornear
- 1 cucharadita de bicarbonato de sodio
- ½ cucharadita de sal
- 1 huevo

Direcciones:

1. En un bol grande, añadir los dátiles, la mantequilla y cubrir con el agua caliente.
2. Dejar reposar unos 5 minutos
3. En otro bol, mezcle la harina, el azúcar moreno, la levadura en polvo, el bicarbonato y la sal.
4. En el mismo bol de los dátiles, mezclar bien la mezcla de harina, y el huevo.

5. Engrasar un molde para hornear.
6. Colocar la mezcla en el molde preparado.
7. Pulse el "botón de encendido" del horno Air Fry y gire el dial para seleccionar el modo "Air Crisp".
8. Pulse el botón Time y gire de nuevo el dial para ajustar el tiempo de cocción a 22 minutos
9. Ahora pulse el botón Temp y gire el dial para fijar la temperatura en 340 grados F.
10. Pulse el botón "Inicio/Pausa" para comenzar.
11. Cuando el aparato emita un pitido para indicar que está precalentado, abra la tapa.
12. Coloque la sartén en la "cesta de freír al aire" e introdúzcala en el horno.
13. Colocar el molde en una rejilla para que se enfríe durante unos 10 minutos
14. Con cuidado, invierta el pan en una rejilla para que se enfríe completamente antes de cortarlo.
15. Cortar el pan en rebanadas del tamaño deseado y servir.

Nutrición: Calorías 269 Grasas 5,4 g Carbohidratos 55,1 g Proteínas 3,6 g

43. Pan de dátiles y nueces

Tiempo de preparación: 15 minutos

Tiempo de cocción: 35 minutos

Porciones: 5

Ingredientes:

- 1 taza de dátiles, sin hueso y cortados en rodajas
- ¾ de taza de nueces picadas
- 1 cucharada de café instantáneo en polvo
- 1 cucharada de agua caliente
- 1¼ tazas de harina común
- ¼ de cucharadita de sal
- ½ cucharadita de levadura en polvo
- ½ cucharadita de bicarbonato de sodio
- ½ taza de leche condensada
- ½ taza de mantequilla, ablandada
- ½ cucharadita de esencia de vainilla

Direcciones:

1. En un bol grande, añadir los dátiles, la mantequilla y cubrir con el agua caliente.
2. Dejar reposar unos 30 minutos
3. Secar bien y reservar.

4. En un bol pequeño, añadir el café en polvo y el agua caliente y mezclar bien.
5. En un bol grande, mezclar la harina, la levadura en polvo, el bicarbonato y la sal.
6. En otro cuenco grande, añadir la leche condensada y la mantequilla y batir hasta que esté suave.
7. Añadir la mezcla de harina, la mezcla de café y la esencia de vainilla y mezclar hasta que estén bien combinados.
8. Incorporar los dátiles y ½ taza de nueces.
9. Forrar un molde para hornear con un papel pergamino ligeramente engrasado.
10. Colocar la mezcla en el molde preparado y espolvorear con las nueces restantes.
11. Pulse el "botón de encendido" del horno Air Fry y gire el dial para seleccionar el modo "Air Crisp".
12. Pulse el botón Time y gire de nuevo el dial para ajustar el tiempo de cocción a 35 minutos
13. Ahora pulse el botón Temp y gire el dial para ajustar la temperatura a 320 grados F.
14. Pulse el botón "Inicio/Pausa" para comenzar.
15. Cuando el aparato emita un pitido para indicar que está precalentado, abra la tapa.

16. Coloque la sartén en la "cesta de freír al aire" e introdúzcala en el horno.
17. Colocar el molde en una rejilla para que se enfríe durante unos 10 minutos
18. Con cuidado, invierta el pan en una rejilla para que se enfríe completamente antes de cortarlo.
19. Cortar el pan en rebanadas del tamaño deseado y servir.

Nutrición: Calorías 593 Grasas 32,6 g Carbohidratos 69,4 g Proteínas 11,2 g

44. Pan de plátano con azúcar moreno

Tiempo de preparación: 15 minutos

Tiempo de cocción: 30 minutos

Porciones: 4

Ingredientes:

- 1 huevo
- 1 plátano maduro, pelado y triturado
- ¼ de taza de leche
- 2 cucharadas de aceite de canola
- 2 cucharadas de azúcar moreno
- ¾ de taza de harina común
- ½ cucharadita de bicarbonato de sodio

Direcciones:

1. Forrar un molde para hornear muy pequeño con un papel pergamino engrasado.
2. En un bol pequeño, añadir el huevo y el plátano y batir bien.
3. Añadir la leche, el aceite y el azúcar y batir hasta que estén bien combinados.
4. Añadir la harina y el bicarbonato de sodio y mezclar hasta que se combinen.
5. Colocar la mezcla en el molde preparado.

6. Pulse el "botón de encendido" del horno Air Fry y gire el dial para seleccionar el modo "Air Crisp".
7. Pulse el botón Time y gire de nuevo el dial para ajustar el tiempo de cocción a 30 minutos
8. Ahora pulse el botón Temp y gire el dial para ajustar la temperatura a 320 grados F.
9. Pulse el botón "Inicio/Pausa" para comenzar.
10. Cuando el aparato emita un pitido para indicar que está precalentado, abra la tapa.
11. Coloque la sartén en la "cesta de freír al aire" e introdúzcala en el horno.
12. Colocar el molde en una rejilla para que se enfríe durante unos 10 minutos
13. Con cuidado, invierta el pan en una rejilla para que se enfríe completamente antes de cortarlo.
14. Cortar el pan en rebanadas del tamaño deseado y servir.

Nutrición: Calorías 214 Grasas 8,7 g Carbohidratos 29,9 g Proteínas 4,6 g

45. Pan de plátano con canela

Tiempo de preparación: 15 minutos

Tiempo de cocción: 20 minutos

Porciones: 8

Ingredientes:

- 1 1/3 tazas de harina
- 2/3 de taza de azúcar
- 1 cucharadita de bicarbonato de sodio
- 1 cucharadita de polvo de hornear
- 1 cucharadita de canela molida
- 1 cucharadita de sal
- ½ taza de leche
- ½ taza de aceite de oliva
- 3 plátanos, pelados y cortados en rodajas

Direcciones:

1. En el bol de una batidora de pie, añada todos los ingredientes y mézclelos bien.
2. Engrasar un molde para pan.
3. Colocar la mezcla en el molde preparado.
4. Pulse el "botón de encendido" del horno Air Fry y gire el dial para seleccionar el modo "Air Crisp".

5. Pulse el botón Time y gire de nuevo el dial para ajustar el tiempo de cocción a 20 minutos
6. Ahora pulse el botón Temp y gire el dial para fijar la temperatura en 330 grados F.
7. Pulse el botón "Inicio/Pausa" para comenzar.
8. Cuando el aparato emita un pitido para indicar que está precalentado, abra la tapa.
9. Coloque la sartén en la "cesta de freír al aire" e introdúzcala en el horno.
10. Colocar el molde en una rejilla para que se enfríe durante unos 10 minutos
11. Con cuidado, invierta el pan en una rejilla para que se enfríe completamente antes de cortarlo.
12. Cortar el pan en rebanadas del tamaño deseado y servir.

Nutrición: Calorías 295 Grasas 13,3 g Carbohidratos 44 g Proteínas 3,1 g

46. Pan de plátano y nueces

Tiempo de preparación: 15 minutos

Tiempo de cocción: 25 minutos

Porciones: 10

Ingredientes:

- 1½ tazas de harina de trigo
- ¼ de cucharadita de bicarbonato de sodio
- 5 cucharadas más 1 cucharadita de mantequilla
- 2/3 de taza más ½ cucharada de azúcar en polvo
- 2 huevos medianos
- 3½ oz. de nueces picadas
- 2 tazas de plátanos, pelados y triturados

Direcciones:

1. En un bol, mezclar la harina y el bicarbonato de sodio.
2. En otro bol, añadir la mantequilla y el azúcar y batir hasta que esté pálido y esponjoso.
3. Añadir los huevos, de uno en uno, junto con un poco de harina y mezclar bien.
4. Incorporar el resto de la harina y las nueces.
5. Añadir los plátanos y mezclar hasta que estén bien combinados.
6. Engrasar un molde para pan.

7. Colocar la mezcla en el molde preparado.
8. Pulse el "botón de encendido" del horno Air Fry y gire el dial para seleccionar el modo "Air Crisp".
9. Pulse el botón Time y gire de nuevo el dial para ajustar el tiempo de cocción a 10 minutos
10. Ahora pulse el botón Temp y gire el dial para ajustar la temperatura a 355 grados F.
11. Pulse el botón "Inicio/Pausa" para comenzar.
12. Cuando el aparato emita un pitido para indicar que está precalentado, abra la tapa.
13. Coloque la sartén en la "cesta de freír al aire" e introdúzcala en el horno.
14. Después de 10 minutos de cocción, ponga la temperatura a 338 grados F durante 15 minutos
15. Colocar el molde en una rejilla para que se enfríe durante unos 10 minutos
16. Con cuidado, invierta el pan en una rejilla para que se enfríe completamente antes de cortarlo.
17. Cortar el pan en rebanadas del tamaño deseado y servir.

Nutrición: Calorías 270 Grasas 12,8 g Carbohidratos 35,5 g Proteínas 5,8 g

47. Pan de plátano y pasas

Tiempo de preparación: 15 minutos

Tiempo de cocción: 40 minutos

Porciones: 6

Ingredientes:

- 1½ tazas de harina de pastel
- 1 cucharadita de bicarbonato de sodio
- ½ cucharadita de canela molida
- Sal, al gusto
- ½ taza de aceite vegetal
- 2 huevos
- ½ taza de azúcar
- ½ cucharadita de extracto de vainilla
- 3 plátanos medianos, pelados y triturados
- ½ taza de pasas, picadas finamente

Direcciones:

1. En un bol grande, mezcle la harina, el bicarbonato, la canela y la sal.
2. En otro bol, batir bien los huevos y el aceite.
3. Añadir el azúcar, el extracto de vainilla y los plátanos y batir hasta que estén bien combinados.

4. Añade la mezcla de harina y remueve hasta que esté bien combinada.
5. Colocar la mezcla en un molde para hornear ligeramente engrasado y espolvorear con pasas.
6. Con un trozo de papel de aluminio, cubra la sartén sin apretar.
7. Pulse el "Botón de encendido" del horno Air Fry y gire el dial para seleccionar el modo "Air Bake".
8. Pulse el botón Time y gire de nuevo el dial para ajustar el tiempo de cocción a 30 minutos
9. Ahora pulse el botón Temp y gire el dial para ajustar la temperatura a 300 grados F.
10. Pulse el botón "Inicio/Pausa" para comenzar.
11. Cuando el aparato emita un pitido para indicar que está precalentado, abra la tapa.
12. Coloque la sartén en la "cesta de freír al aire" e introdúzcala en el horno.
13. Después de 30 minutos de cocción, ponga la temperatura a 285 grados F durante 10 minutos
14. Colocar el molde en una rejilla para que se enfríe durante unos 10 minutos
15. Con cuidado, invierta el pan en una rejilla para que se enfríe completamente antes de cortarlo.

16. Cortar el pan en rebanadas del tamaño deseado y servir.

Nutrición: Calorías 448 Grasas 20,2 g Carbohidratos 63,9 g Proteínas 6,1 g

48. Pan de plátano de 3 ingredientes

Tiempo de preparación: 10 minutos

Tiempo de cocción: 20 minutos

Porciones: 6

Ingredientes:

- (6.4oz.) de mezcla para magdalenas de plátano
- 1 taza de agua
- 1 plátano maduro, pelado y triturado

Direcciones:

1. En un bol, añadir todos los ingredientes y con un batidor, mezclar hasta que estén bien combinados.
2. Colocar la mezcla en un molde de pan ligeramente engrasado.
3. Pulse el "Botón de encendido" del horno Air Fry y gire el dial para seleccionar el modo "Air Bake".
4. Pulse el botón Time y gire de nuevo el dial para ajustar el tiempo de cocción a 20 minutos
5. Ahora pulse el botón Temp y gire el dial para ajustar la temperatura a 360 grados F.
6. Pulse el botón "Inicio/Pausa" para comenzar.
7. Cuando el aparato emita un pitido para indicar que está precalentado, abra la tapa.

8. Coloque la sartén en la "cesta de freír al aire" e introdúzcala en el horno.
9. Colocar el molde en una rejilla para que se enfríe durante unos 10 minutos
10. Con cuidado, invierta el pan en una rejilla para que se enfríe completamente antes de cortarlo.
11. Cortar el pan en rebanadas del tamaño deseado y servir.

Nutrición: Calorías 144 Grasas 3,8 g Carbohidratos 25,5 g Proteínas 1,9 g

49. Pan de plátano con yogur

Tiempo de preparación: 15 minutos

Tiempo de cocción: 28 minutos

Porciones: 5

Ingredientes:

- 1 plátano mediano muy maduro, pelado y triturado
- 1 huevo grande
- 1 cucharada de aceite de canola
- 1 cucharada de yogur griego natural
- ¼ de cucharadita de extracto puro de vainilla
- ½ taza de harina común
- ¼ de taza de azúcar blanco granulado
- ¼ de cucharadita de canela molida
- ¼ de cucharadita de bicarbonato de sodio
- 1/8 cucharadita de sal marina

Direcciones:

1. En un bol, añadir el plátano machacado, el huevo, el aceite, el yogur y la vainilla y batir hasta que estén bien combinados.
2. Añadir la harina, el azúcar, el bicarbonato, la canela y la sal y mezclar hasta que se hayan combinado.

3. Colocar la mezcla en un molde para mini panes ligeramente engrasado.
4. Pulse el "Botón de encendido" del horno Air Fry y gire el dial para seleccionar el modo "Air Bake".
5. Pulse el botón Time y gire de nuevo el dial para ajustar el tiempo de cocción a 28 minutos
6. Ahora pulse el botón Temp y gire el dial para fijar la temperatura en 350 grados F.
7. Pulse el botón "Inicio/Pausa" para comenzar.
8. Cuando el aparato emita un pitido para indicar que está precalentado, abra la tapa.
9. Coloque la sartén en la "cesta de freír al aire" e introdúzcala en el horno.
10. Colocar el molde en una rejilla para que se enfríe durante unos 10 minutos
11. Con cuidado, invierta el pan en una rejilla para que se enfríe completamente antes de cortarlo.
12. Cortar el pan en rebanadas del tamaño deseado y servir.

Nutrición: Calorías 145 Grasas 4 g Carbohidratos 25 g Proteínas 3 g

50. Pan de plátano con crema agria

Tiempo de preparación: 15 minutos

Tiempo de cocción: 37 minutos

Porciones: 8

Ingredientes:

- ¾ de taza de harina común
- ¼ de cucharadita de bicarbonato de sodio
- ¼ de cucharadita de sal
- 2 plátanos maduros, pelados y triturados
- ½ taza de azúcar granulado
- ¼ de taza de crema agria
- ¼ de taza de aceite vegetal
- 1 huevo grande
- ½ cucharadita de extracto de vainilla puro

Direcciones:

1. En un bol grande, mezclar la harina, el bicarbonato y la sal.
2. En otro bol, añadir los plátanos, el huevo, el azúcar, la crema agria, el aceite y la vainilla y batir hasta que estén bien combinados.
3. Añadir la mezcla de harina y mezclar hasta que esté bien combinada.

4. Coloque la mezcla en una sartén ligeramente engrasada. Pulse el "botón de encendido" del horno Air Fry y gire el dial para seleccionar el modo "Air Crisp".
5. Pulse el botón Time y gire de nuevo el dial para ajustar el tiempo de cocción a 37 minutos
6. Ahora pulse el botón Temp y gire el dial para ajustar la temperatura a 310 grados F. Pulse el botón "Start/Pause" para empezar.
7. Cuando el aparato emita un pitido para indicar que está precalentado, abra la tapa. Coloque la sartén en la "Cesta para freír al aire" e introdúzcala en el horno.
8. Colocar el molde en una rejilla para que se enfríe durante unos 10 minutos
9. Con cuidado, invierta el pan en una rejilla para que se enfríe completamente antes de cortarlo.
10. Cortar el pan en rebanadas del tamaño deseado y servir.

Nutrición: Calorías 201 Grasas 9,2g Carbohidratos 28,6g Proteínas 2,6g

CONCLUSIÓN

La freidora es un electrodoméstico inteligente que puede utilizarse para cocinar alimentos de diversos tipos. También se puede utilizar para cocinar los alimentos en un horno sin ningún tipo de aceite o mantequilla. Utiliza una presión de aire para cocinar los alimentos y los fríe en su horno de freidora de aire. Con esto, podrá cocinar platos más saludables sin la carga de las bajas temperaturas que se requieren en la cocción tradicional en el horno. Esto puede ahorrar tiempo y dinero porque no está utilizando un horno convencional.

Con el uso de la freidora de aire, puede preparar la comida que desee sin tener que utilizar ningún tipo de aceite o grasa. Los alimentos se fríen de forma más saludable sin alterar su sabor o textura. La freidora de aire está disponible en muchos tamaños diferentes y varios tipos de colores. Hoy en día, muchas personas prefieren utilizar las freidoras de aire para preparar sus comidas diarias porque son baratas y menos sucias que el uso de las direcciones tradicionales de la cocina.

Una de las principales ventajas de utilizar una freidora de aire es que no es necesario combinar varios ingredientes para preparar una comida. Todo lo que necesita es un alimento y un poco de aceite para freír. Por ejemplo, si va a preparar pollo frito, todo lo que necesita es el pollo y algo de aceite. No es necesario combinar especias ni nada más. Sólo tiene que colocar el pollo en la cesta de la freidora de aire y colocarla en su zona de cocina.

Puede controlar el tiempo que sus alimentos pasarán en la freidora de aire caliente con su función de temporizador. Esta función garantiza que los alimentos estén listos en el momento exacto en el que quieres que se sirvan.

No hay que preocuparse por la sobrecocción de los alimentos, ya que con esta unidad se puede controlar totalmente el tiempo de cocción.

CPSIA information can be obtained
at www.ICGtesting.com
Printed in the USA
LVHW081818010621
689062LV00015B/1851

9 781803 017372